PUBLICATIONS DE LA SOCIÉTÉ FRANÇAISE D'HYGIÈNE

LES
VIANDES AMÉRICAINES

PAR LE

Dr Prosper de PIETRA SANTA

Secrétaire général de la *Société française d'hygiène*.

PARIS

AU BUREAU DE LA SOCIÉTÉ
30, RUE DU DRAGON, 30

SOCIÉTÉ D'ÉDITIONS SCIENTIFIQUES
4, RUE ANTOINE-DUBOIS, 4

1890

Organe de la Société :

JOURNAL D'HYGIÈNE

CLIMATOLOGIE

EAUX MINÉRALES, STATIONS HIVERNALES ET MARITIMES, ÉPIDÉMIOLOGIE

Bulletin des Conseils d'Hygiène et de Salubrité

PUBLIÉ PAR

Le Dr Prosper DE PIETRA SANTA

Le Journal paraît tous les Jeudis.

20 francs par an.   30, rue du Dragon.

PARIS

PUBLICATIONS DE LA SOCIÉTÉ FRANÇAISE D'HYGIÈNE

LES

VIANDES AMÉRICAINES

PAR LE

Dr Prosper de PIETRA SANTA

Secrétaire général de la *Société française d'hygiène.*

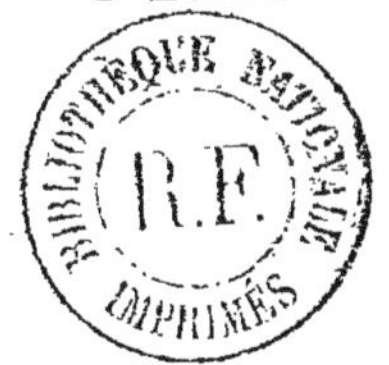

PARIS

AU BUREAU DE LA SOCIÉTÉ | SOCIÉTÉ DES ÉDITIONS SCIENTIFIQUES
30, RUE DU DRAGON, 30 | 4, RUE ANTOINE-DUBOIS, 4.

1890

LES
VIANDES AMÉRICAINES [1]

Les journaux politiques de Paris se préoccupent, à bon droit, depuis plusieurs semaines, de la *tension* que prennent les relations officielles entre les deux Gouvernements de France et des Etats-Unis sur le terrain des représailles douanières.

Le point de départ, personne ne l'ignore, c'est le malencontreux décret du 18 février 1881, édictant la prohibition, en France, du porc américain (viandes salées et lards).

Les quatre faits culminants de la situation actuelle sont :

1º Les dispositions plus bienveillantes du Gouvernement français, à l'effet de rapporter les mesures de prohibition appliquées aux viandes de porc américaines;

2º Le vote du Congrès des Etats-Unis (20 août dernier) créant un Service d'inspection du porc salé et du lard destinés à l'exportation, à l'effet de déterminer si ces denrées sont saines et propres à l'alimentation humaine;

3ᵉ La dépêche de M. Whitelaw Reid, Ministre des Etats-

---

(1) Cette étude, toute d'actualité, insérée dans les nᵒˢ 731 et 732 du *Journal d'Hygiène*, complétant celle sur LA TRICHINE ET LA TRICHINOSE AUX ÉTATS-UNIS, qui figure dans les *Publications de la Société française d'Hygiène pour l'année 1884*, le Bureau de la Société en a voté le tirage à part en brochure, pour prendre place parmi les Publications de l'année 1890.

Unis, à **M. Ribot**, Ministre des Affaires Etrangères, en date du 3 juillet dernier, protestant contre les procédés de la douane française (1) et réclamant le rappel de la prohibition « *comme un acte de justice trop longtemps différé* » ;

4° Les mesures de représailles formulées par le Congrès en ces termes : « Il sera illégal d'importer aux États-Unis des aliments et des boissons (vins, spiritueux, malt), falsifiés ou frelatés, ou mélangés avec des ingrédients nuisibles à la santé ».

En enregistrant cette mesure rigoureuse (qui n'attend plus que la sanction du Président de la République), *Le Temps* la fait suivre d'une protestation du commerce français contre « la publicité donnée aux analyses faites par le Laboratoire municipal, et signalant les fraudes ».

Effectivement, dans sa dépêche, M. le Ministre des États-Unis, après avoir rappelé que l'Académie de Médecine avait déclaré l'opération du plâtrage des vins « être nuisible pour la santé », ajoute : « au cours de cette discussion, on a admis ouvertement que dans la manipulation des vins, d'autres drogues étaient employées, contre lesquelles il n'était pas facile de se mettre en garde.

» ... Assurément, il ne peut être sage pour les hommes d'État français, de pousser ceux de l'Amérique, par cette persistance dans ce que notre population croit être une calomnie à l'égard de nos produits (porc salé), à prêter l'oreille aux *dénonciations françaises* de vos propres produits (vins et liqueurs) et à se demander, au cas où la France continuerait à préférer la prohibition à la taxe, si les États-Unis n'auraient pas aussi de bonnes raisons pour agir de même (2). »

---

(1) « Nos projets de tarif, écrit M. Whitelaw Reid, sont justifiés par un grief plus sérieux et plus profond : la différence persistante faite en faveur des produits de l'Allemagne, de l'Angleterre, de l'Italie et d'autres contrées, contre ceux d'*une nation, votre amie historique*, que vous prohibez absolument en leur supposant une mauvaise qualité. »

(2) A plusieurs reprises, nous n'avons pas craint de dénoncer à

I

La question des *viandes américaines*, étant une de celles qui ont été les plus étudiées et les mieux élucidées dans les colonnes du *Journal d'Hygiène*, il nous paraît opportun d'en rappeler ici les principales phases. Nous pourrons ainsi éviter à nos chers lecteurs la peine de consulter les quinze volumes de la collection qui, modestie à part, contiennent tous les documents publiés *pour* et *contre*, aussi bien en France qu'à l'étranger.

Si nos idées personnelles ont pu triompher et succomber tour à tour, il n'en est pas moins certain que les péripéties de la lutte n'ont jamais ébranlé nos convictions toujours conformes aux principes du *libre échange*.

Passons donc très rapidement en revue les faits principaux d'année en année.

1866. — C'est à cette date, déjà lointaine, que remonte notre première étude sur la *Trichina spiralis d'Owen* (1).

---

l'opinion publique, les graves dangers qui résultaient pour l'industrie et le commerce français d'exportation, des agissements du Laboratoire municipal, et de ce luxe exagéré de relevés statistiques d'analyses, dont le principal but était de réclamer chaque année au Conseil municipal une augmentation de budget. Toujours est-il que l'intervention autocratique, et sans contrôle, du Laboratoire, a été déplorable : dans la prohibition du salicylage des substances et boissons alimentaires (en lieu et p'ace d'une sage réglementation) — dans le reverdissage des légumes ; — dans le plâtrage des vins ; — dans la fabrication des vins de raisins secs ; — enfin dans la croisade contre les viandes américaines, etc., etc.

Pour démanteler les grandes maisons de Paris, de Bordeaux et de Nantes, qui exploitaient, avec tant de succès, au delà de l'Atlantique, le commerce des conserves de pois verts, les autorités sanitaires de New-York se sont appuyées sur les constatations du Laboratoire ; c'est aussi ces mêmes constatations que l'on invoquera pour porter la ruine parmi nos négociants en grands vins !

L'empressement que les journaux d'outre-Rhin mettent à publier immédiatement les Bulletins statistiques du Laboratoire, était cependant de nature à prouver : que nos ennemis héréditaires se font de ces constatations une arme journalière, pour déprécier nos produits les plus en renom !

(1) *La Trichina spiralis d'Owen*. Histoire naturelle, pathologie,

Nos conclusions, au point de vue de l'hygiène publique et de la police sanitaire, se résumaient en ces termes :

« Nous n'avons pas à redouter en France cette terrible maladie (la trichine). En cas de menace de danger, les mesures d'hygiène publique et de police sanitaire sont les seules aptes à prévenir l'infection des trichines et à prémunir les populations contre ses ravages. En fait de dispositions légales, il suffirait d'appliquer à la vente des viandes infectées par la trichine, les peines édictées par le Code pénal pour la vente des substances alimentaires corrompues. »

1867-1876. — Pendant toute cette période, les hygiénistes français ont suivi, à simple titre de curiosité scientifique, les descriptions faites en Allemagne de diverses épidémies de Trichinose. A la suite de celle de Neugersdorf dans la Saxe Royale (1876), notre Gouvernement confia, à M. le Dr Delpech, la mission d'aller étudier la maladie sur place. Le rapport qu'il communiqua à l'Académie de Médecine se résumait dans un appel à une surveillance sanitaire effective.

1878. — Une épidémie de trichinose (assez obscure d'ailleurs, et engendrée par un porc indigène) s'étant montrée à Crespy-en-Valois, l'opinion publique et les Conseils d'hygiène s'émurent, outre mesure, de cette constatation bientôt suivie de la *découverte:* qu'un très grand nombre de jambons importés d'Amérique étaient infectés de trichines.

En présence d'un danger certain et permanent, disait-on de toutes parts, la prudence la plus vulgaire réclame des mesures de protection sérieuses.

1879. — La littérature médico-hygiénique s'enrichit d'un nombre considérable de travaux sur la Trichine et la Trichinose, tous destinés à établir l'*état de la question.* En France (Bonjean, de Chambéry ; et Lecadre, du Havre) ; en

medecine légale, hygiène publique, police médicale, par le Dr Prosper de Pietra Santa, Médecin (par quartier) de S. M. l'Empereur, avec figures intercalées dans le texte, broch. in-8°. — Paris, 1866.

Allemagne (H. Eulenberger, directeur sanitaire de la Préfecture de police de Berlin); en Espagne (Sentinon); en Italie (Casati et Bomba); en Angleterre (E. Forfer); en Amérique du Nord (Belfield et Atwood).

La Hongrie passa d'un bond, sans hésiter, de l'examen à l'action, et dès le mois de juillet, le Conseil supérieur d'hygiène de Buda-Pesth déclara : « qu'il est nécessaire de prohiber d'une manière absolue, l'introduction dans le pays des viandes, jambons et saucisses de provenance américaine (1) ».

1880. — Pour conjurer la généralisation en Europe de cette proscription formelle, les Bureaux d'hygiène des divers États de l'Union *(State boards of health)* entreprennent une enquête à l'effet de connaître :

1° Les localités où s'étaient manifestées des épidémies *(outbreaks)* de trichine *(Trichina)* et de choléra des porcs *(Hog plague)* (2);

2° L'étiologie probable de ces maladies ;

3° Les divers procédés de conservation des viandes salées et lards.

Les statistiques recueillies au Ministère de l'Agriculture de Washington portent à 43,000,000 le chiffre des porcs sur le territoire de l'Union. Quant au parasite redouté, il a été rencontré dans la proportion de 1.66 à 2.7 0/0, par les micrographes du Laboratoire du Ministère (3).

---

(1) Parmi les considérants, nous en relevons deux, des plus contestables à ce moment, et parfaitement controuvés aujourd'hui.

1° « En Amérique, des quantités énormes de porcs ayant succombé à des épidémies diverses, sont salés et fumés pour l'exportation.

2° » Ces animaux sont nourris et engraissés au moyen de poissons morts et frelatés, pêchés dans le Mississipi. »

(2) La maladie n'a jamais été observée dans les États de : Alabama, Arkansas, Californie, Delaware, Kentucky, Minnesota, Louisiane, Maryland, Pensylvanie, Virginie, Rhode-Island, Tennessée etc.

Les Etats qui ont fourni un nombre très limité de cas de trichine ayant occasionné des décès isolés étaient: L'Illinois, le Connecticut, l'Iowa, le Massachusetts, le Michigan, le Wisconsin, l'Etat de New-York.

(3) M. Eulenberg donne pour les examens faits en Allemagne, en 1881, par les inspecteurs officiels, la proportion de 2.5 0/0.

Les trois faits capitaux relevés par l'enquête sont :

1° Consommation par la population des États-Unis des divers produits du porc dans des conditions inconnues pour le monde entier ;

2° Rareté extrême de la trichine parmi les indigènes qui mangent toujours ces viandes plus ou moins cuites ;

3° Fréquence de la maladie dans les familles allemandes qui conservent, au delà des mers, les habitudes alimentaires de leurs pays d'origine, et consomment à l'état cru les viandes de porc fraîches ou conservées.

II

1881. — A la date du 18 février, le *Journal officiel* publiait un décret du Président de la République, contresigné par M. Tirard, Ministre du Commerce.

« Considérant que l'introduction en France de viandes de porc salées, notoirement infectées de trichines, présente de graves dangers pour la santé publique, décrète :

» ARTICLE PREMIER. Est interdit sur tout le territoire de la République française l'importation des viandes salées provenant des États-Unis d'Amérique. »

De son côté, M. le Préfet de police (22 février) rédigeait des instructions destinées : d'une part, à déterminer le rôle des inspecteurs de la boucherie ; de l'autre, à conseiller aux charcutiers une extrême réserve.

Le public était invité à ne consommer une viande de porc de provenance américaine qu'après complète cuisson (masse de la viande portée à une température de 60° au minimum).

L'accueil fait au décret de prohibition, et au rapport ministériel qui l'avait inspiré, causa naturellement une grande émotion dans le monde scientifique, et parmi toutes les classes de la population.

Des protestations énergiques s'élevèrent de toutes parts, au double point de vue hygiénique et alimentaire, sans compter le côté commercial et économique gravement atteint par des mesures auxquelles on prétendait même donner des effets rétroactifs.

Rappelons ici, très brièvement, le rôle du Comité consultatif d'hygiène publique de France (A), celui de l'Académie de Médecine (B) et du Conseil municipal de Paris (C), pour résumer ensuite les discussions parlementaires à la Chambre des députés de France (D), à la Chambre des députés de Belgique (E), à la Chambre des communes d'Angleterre (F).

A. Les divers avis du Comité consultatif ont été jugés assez sévèrement au Sénat : « Il est impossible, s'est écrié M. de Lareinty, de se retrouver au milieu de ses décisions contradictoires : le 4 août 1879, il est pour une prohibition absolue; le 7 février 1881, il est pour l'examen micrographique. En janvier 1882, il revient sur ses avis antérieurs, et se prononce pour la liberté de l'importation. »

B. Dans les mémorables séances, des 15 et 22 février, de l'Académie de Médecine, MM. Davaine, H. Bouley, Jules Guérin, Bon Larrey, Colin d'Alfort, Leblanc, Cornil, Dechambre, etc., ont vaillamment soutenu la cause de la liberté d'importation en mettant en pleine lumière ces quatre affirmations :

— La terreur qu'inspire aujourd'hui la trichine est certainement exagérée;

— Depuis sept ans, il est constaté que les jambons importés d'Amérique contiennent des trichines dans la proportion de 2 à 5 0/0, et cependant, malgré la consommation d'environ deux millions de kilogrammes de viandes trichinées, les Conseils d'hygiène n'ont enregistré aucun cas de trichinose en France;

— Il serait antipatriotique de supprimer d'un trait de plume une ressource immense pour l'alimentation des classes pauvres, de l'armée, de la marine.

— Dans ses habitudes culinaires, le Français a le goût

assez parfait pour ne pas vouloir manger de la viande de porc crue, et pour ne s'en servir que lorsqu'elle a été fortement cuite, c'est-à-dire parfaitement inoffensive (1).

C. Au Conseil municipal de Paris (séance du 8 mars), alors que M. le Dr Lamouroux appelait l'attention de l'Administration sur la nécessité de porter à la connaissance du public les mesures préventives les plus efficaces contre la trichinose (cuisson et emploi de l'acide acétique), M. Yves Guyot s'est écrié : « Vous proscrivez le porc des États-Unis, celui précisément qui sert à nourrir le pauvre !

« L'hygiène publique est une belle chose, mais j'estime que sous prétexte d'hygiène publique, l'Administration tend à entrer de plus en plus dans la vie privée, si bien qu'elle finira un jour, cette Administration, par réglementer l'existence des citoyens, et intervenir dans le commerce (2). »

D. Au Palais-Bourbon (25 mai), M. Peulevey, en s'appuyant sur des recherches scientifiques sérieuses, a rappelé, preuves en main, combien étaient imaginaires les dangers de la trichinose, et combien étaient faciles les moyens de s'y soustraire, mais nos honorables législateurs n'ont voulu prêter qu'une attention distraite à cette démonstration péremptoire.

Ils ont réservé leurs applaudissements pour M. le Ministre Tirard lorsqu'il a déclaré : « La prohibition ne sera levée que lorsqu'un service de vérification complet et rigoureux aura été rétabli ».

E. A Bruxelles, le Ministre de l'Intérieur, M. Rollin

---

(1) Nous passons sous silence les arguments de M. Chatin, inspirés par un sentiment plus ou moins respectable de paternité ; c'est à son fils Joannès qu'avait été confiée la direction du Service des inspections micrographiques, au Havre, et c'est en infectant une série d'animaux avec un jambon trichiné, que le jeune savant, décoré de la Légion d'honneur en quittant les bancs de l'École, a recueilli les éléments d'un mémoire auquel l'Académie des Sciences a décerné un prix de Botanique. Toujours histoire de bonne camaraderie !

(2) Hélas ! nous marchons à pleines voiles sur cette mer inhospitalière de la Réglementation !

Jacquemyns, ayant été interpellé à la Chambre des Députés à propos du récent décret (18 février) rendu sur la proposition de M. Tirard, s'est borné à répondre :

« L'Académie de Médecine et le Conseil d'hygiène entendus, il n'est pas dans l'intention du Gouvernement de prendre, à son tour, des mesures préventives et prohibitives, aucun cas de trichinose ne s'étant encore présenté en Belgique. »

F. Enfin, à Londres, à la Chambre des Communes, M. Mundella a nettement déclaré au nom du Gouvernement de la Reine « que la prohibition, en Angleterre, du porc salé (qui entre pour une si large part dans l'alimentation journalière) serait une mesure grave qui porterait un préjudice considérable aux classes pauvres.

» Nous avons agi sagement en refusant de suivre la France dans la nouvelle voie où elle vient de s'engager : *(We have done quite rightly in refusing to follow the course just taken by the French Government !)*

III

1882. — Au cours de cette année, la question en litige a été portée de nouveau devant l'Académie de Médecine (A), le Corps législatif (B) et le Sénat (C).

A. Vers la fin de l'année précédente, M. le Dr Decaisne, rédacteur scientifique de *la France*, après s'être fait, à la tribune de la rue des Saints-Pères, l'écho des protestations énergiques de la Presse contre les mesures de prohibition qui frappaient les viandes d'Amérique, avait vivement applaudi au décret par lequel, sur la proposition de M. Rouvier, successeur de M. Tirard, « était retiré le projet de loi relatif à l'inspection micrographique des viandes à la frontière ».

Parmi les conclusions de ce savant mémoire nous relèverons les suivantes :

— « Le décret du 18 février 1881 est venu prévenir un

danger *imaginaire*, en prohibant l'entrée en France des viandes de porc salées d'Amérique, à propos des trichines.

— » Nos producteurs n'ont pas profité de cette prohibition ; les prix se sont maintenus sans changements.

— » Le décret du 18 février, inutile lui-même, en troublant un commerce important, a causé de nombreux désastres, et pourrait être de la part des États-Unis l'occasion de représailles se traduisant par la prohibition des vins de France en Amérique.

— » L'inspection micrographique que veut établir le Gouvernement français, trop longue, dépréciant la marchandise, amenant une déperdition de poids, rendrait le commerce à peu près impossible, et équivaudrait à la prohibition elle-même. Nous nous associons au *Journal d'hygiène* quand il formule le verdict de la science et de l'hygiène au sujet de ces décrets autoritaires de l'Administration (1). »

L''Académie de Médecine ayant renvoyé le mémoire de M. Decaisne, à l'examen d'une Commission composée de MM. H. Bouley, Proust et Chatin, rapporteur, ce dernier, dans la séance du 21 février, s'empressa de faire connaître son opinion personnelle ; nous disons opinion personnelle, parce que les deux autres membres de la Commission n'ont pas voulu l'endosser.

M. Chatin, s'était borné à rééditer ses arguments en faveur

---

(1) Dans une réponse à la *Tribune médicale* qui applaudissait à outrance la prohibition, cette mesure de *salut public*, et exagérait à plaisir l'*immense danger que le petit helminthe fait courir aux populations*, nous soutenions ces trois propositions :

« 1° Nécessité de rapporter, à bref délai, le décret de prohibition, en donnant la plus grande publicité à de salutaires instructions de nature à prévenir les dangers (cuisson suffisante). ·

» 2° Utilité d'une entente préalable entre les Gouvernements d'Europe et des Etats-Unis, à l'effet d'exercer une surveillance scientifique plus efficace aux lieux d'origine et de grande production, comme aux ports d'arrivage.

» 3° Facilité d'appliquer les mesures préventives indiquées et réclamées par l'hygiène moderne, par le fait du bon fonctionnement des Bureaux d'hygiène des divers États de l'Union *(State boards of health)*.

des avantages de l'examen microscopique (sous la direction de M. Joannès Chatin), en déclarant inefficaces toutes
autres mesures proposées, en proclamant vaines et futiles
les objections contre les sages principes de la prohibition.

M. Proust, quoique partisan de l'examen microscopique, « n'a pas admis » la nécessité de créer toute une
armée de micrographes chargés d'examiner les 30 ou
40 millions de kilogrammes de viande débarqués au
Havre !

M. Henri Bouley a déclaré de nouveau « qu'il n'y avait
pas lieu de concevoir des inquiétudes sérieuses à l'égard de
la consommation en France, des viandes importées d'A-
mérique ».

MM. Fauvel, Rochard, Legouest, Leblanc, Jules Guérin
n'ont pas craint d'affirmer : « que le système d'inspection
faisait subir au commerce un grand préjudice » et, dans
la séance du 28 février, l'Académie a adopté les conclusions de M. Bouley (1) à l'unanimité moins une voix
(celle de M. Chatin).

B. Au mois d'avril, la Chambre des Députés se trouvait
en présence de plusieurs projets de loi : celui de M. Tirard
(examen microscopique) ; — celui de M. Rouvier (liberté
d'importation) ; — celui de la Commission parlementaire
(entrée libre des types de viande dits *fully cured* (bien
soignés), et celui de M. Gaudin, organe des revendica-
tions protectionnistes.

A la suite d'une discussion brillamment soutenue par
MM. Achard et Félix Faure, la Chambre a adopté l'article 1er du projet de loi de la Commission ; puis, sans
crainte de se déjuger, elle a pris en considération un
amendement de M. Gaudin à l'article 2, donnant au Minis-

---

(1) A l'appui de son opinion, M. Bouley a communiqué trois documents *conformes* émanant d'autorités compétentes.

1° M. Fleming, vétérinaire principal de l'armée anglaise ;

2° Dr Wehenkel, directeur-professeur de l'École vétérinaire d'État
de Bruxelles.

3° M. Zundel, vétérinaire principal de l'Alsace-Lorraine.

tre « le droit de prescrire le mode d'inspection qu'il jugera convenable ».

C. C'est dans ces conditions anormales, et équivoques, que le projet de loi a été transmis au Sénat. Le rapport longuement motivé de M. Wurtz s'est ressenti tout naturellement de cette discordance.

S'appuyant sur les déclarations nettes et précises de l'Académie de Médecine, l'illustre chimiste commence par faire ample justice des objections, plus ou moins intéressées, que l'on a invoquées contre la libre introduction des viandes salées d'Amérique (1), puis, en dernier lieu, il admet la nécessité d'une inspection rigoureuse, qui sera déterminée par un règlement d'administration publique rédigé par le Conseil d'État.

Après deux jours de chaude discussion, le Sénat a voté l'article 1er du projet de loi; repoussé l'article 2 par 118 voix contre 114; puis enfin, rejeté l'ensemble du projet à une majorité insignifiante.

Cette solution inattendue n'était pas conforme aux vrais intérêts de ces nombreuses familles ouvrières qui trouvaient, dans les salaisons américaines, une alimentation réconfortante et à bon marché.

1883. A la nouvelle que de récentes épidémies de trichinose ravageaient la Saxe et plusieurs localités de l'Allemagne (Westphalie, Hanovre, cercle d'Erfurth), — montrant ainsi l'impuissance des décrets prohibitifs, et du Service de légions entières d'inspecteurs micrographes, — le Gouvernement français confia à M. Brouardel la mission d'aller étudier, sur place, l'épidémie d'Emersleben près de Halberstadt.

Le rapport que l'éminent Professeur communiqua, dès son retour, à l'Académie de Médecine, portait en substance:

---

(1) « Les salaisons américaines, a dit M. Wurtz, n'empoisonnent pas le pays, car, dans ces dernières années, on a consommé 90 millions de kilogrammes de ces salaisons, sans que l'on ait constaté un seul cas d'infection trichineuse. »

que ces épidémies locales étaient d'origine autochtone; et qu'il n'y avait pas lieu de s'en préoccuper en France, étant donné que la cuisson de la viande de porc assure au consommateur une immunité absolue (1).

Ces conclusions qui donnaient plus de force aux protestations énergiques des Chambres de commerce de nos grands ports maritimes, impressionnèrent vivement l'esprit libéral du nouveau ministre du Commerce, M. Hérisson. Par décret, inséré au *Journal officiel* dans les premiers jours de décembre, était levée l'interdiction qui pesait depuis 1881 sur les viandes américaines,

« Ce décret, disait l'exposé des motifs, qui a pour but de rendre à la consommation un aliment précieux pour les classes laborieuses, n'aura efficacement atteint le but qu'il se propose, qu'autant que l'usage de ces viandes sera entouré de toutes les précautions qu'exige la préservation de la santé publique.

» Il a été constaté scientifiquement, aussi bien que par la voie expérimentale, que la trichine, quand il en existe dans la viande de porc, est entièrement détruite par la cuisson complète, et que tout danger disparaît pour le consommateur, si, conformément d'ailleurs à nos habitudes culinaires très répandues, cette viande n'est pas consommée crue ou mal cuite (2). »

---

(1) *Conclusions* : « 1° Ainsi que l'ont toujours affirmé le Comité consultatif d'hygiène, l'Académie de Médecine, et les divers savants qui se sont occupés de la question, la cuisson de la viande de porc assure au consommateur une immunité absolue.

» 2° L'étude de cette épidémie nous a convaincus que nous ne nous étions jamais trouvés, en France, en présence de malades gravement atteints de trichine. »

L'Académie de Médecine, en acceptant ces conclusions, en avait ajouté une troisième. « Aucun cas de trichinose n'ayant été constaté en France, en Angleterre, et en Belgique, l'importation des viandes porcines d'Amérique, peut être autorisée en France. »

(2) Le *Journal d'Hygiène*, par la plume du Dr Echo, a salué le décret et l'exposé des motifs en ces termes :

« Cette mesure de sage administration va rendre à notre trafic maritime un élément considérable, et à l'alimentation des classes laborieuses, une substance à bon marché, qui *n'aurait jamais dû lui être enlevée.* »

IV

1884. — En recevant avec un légitime orgueil les féli-citations unanimes de l'opinion publique, M. Hérisson ne pouvait prévoir qu'un ordre du jour motivé, voté par la Chambre des députés, lui imposerait l'obligation de sur-seoir à l'application du récent décret du Président de la République.

C'est à Paul Bert, savant physiologiste, mais homme d'État assez médiocre, et toujours passionné, qu'incombe toute la responsabilité de cette véritable mauvaise action. Hissant à la tribune du Palais-Bourbon le spectre de la *Trichinophobie*, il n'a pas craint d'affirmer « que la question économique était une pure chimère, parce qu'avec quelques *sous de plus* les ouvriers pourraient trouver un ali-ment sain, en utilisant les viandes françaises. »

« Protégez-nous contre l'infection du dedans, pour ne pas nous amener à l'état où se trouve l'Allemagne, c'est-à-dire à l'état d'empoisonnement endémique. »

Prenant ensuite son ton le plus solennel, — qui trahissait mal son désir secret de renverser le Ministère, — M. Paul Bert s'est écrié :

« Je demande à la Chambre de faire en sorte que ni elle, ni le Gouvernement, ne puissent avoir aucune responsa-bilité engagée, et qu'elle n'ait pas un jour le regret de voir naître l'épidémie quelque part, alors qu'elle aurait pu l'arrêter aujourd'hui (1). »

Pour tout commentaire, nous reproduirons ici les décla-

---

(1) M. P. Bert avait dit à la tribune qu'il tenait de M. Detmers, de Philadelphie, ce renseignement « qu'il aurait vu des porcs malades ou mourants se vendre à Chicago à bon marché, pour être envoyés ensuite à Bordeaux et au Havre. »

Dans un télégramme daté de New-York, 23 décembre, M. Detmers oppose à cette assertion un démenti formel, et déclare que sur les 40,000 porcs qu'il a examinés depuis quatre mois, il n'a trouvé aucune trace de maladie.

Commediante! comme on dirait au delà des Alpes.

rations de **MM.** Virchow, Hertewig et Kohler, d'après les documents officiels de l'Office impérial de santé de Berlin :

« Le danger est illusoire : aucune épidémie trichineuse d'origine américaine n'a éclaté en Allemagne.

» Si, à cause des habitudes culinaires particulières aux Allemands, la prohibition des viandes porcines américaines peut se justifier; en raison des habitudes culinaires contraires des Français, les arguments valables en Allemagne sont sans application en France. »

Nous serons très bref sur notre intervention personnelle à l'Académie de Médecine (séance du 13 mai). Sous le titre : *Trichine et Trichinose aux États-Unis* (1) notre mémoire signalait les documents officiels les plus importants. (Message du Président des États-Unis M. Chester A. Arthur au Congrès de Washington; — Rapport du Ministre secrétaire d'État M. F. Frelinghugen, adoptant les conclusions de la Commission d'enquête nommée par le Gouvernement en juillet 1883, composée de savants de premier ordre : Dr George Loring, Pr Chandler, M. W. Blatchford, Dr Curtis, Pr E. Salmon; — Correspondances avec MM. John Billings de Washington, Pr Brown et Dr de Wolf de Chicago, Howard Young de Hartford, Connecticut.)

Les faits que nous nous sommes efforcé de mettre en pleine lumière étaient les suivants :

— Extension considérable aux États-Unis de l'élevage et de la production de la race porcine (43,270,000 têtes en 1883);

— Elevage fait partout dans les conditions les plus favorables, et croisement des races pratiqué avec grande sollicitude;

— Transport des animaux de la ferme aux magasins généraux *(stock-yards)* du littoral, effectué par voies rapides;

---

(1) Voir *Journal d'Hygiène*, vol. IX, p. 233, 253, 265, 278 et 290.

— Séjour très court des animaux dans lesdits magasins;

— Procédés de conservation soignés; salaisons par saumure avec le *solar salt* de Syracuse, ou le *sea salt* de Turk-Island;

— Chiffre annuel des porcs tués pour la consommation indigène (2/3) et pour l'exportation (1/3), s'élevant à 30 millions de têtes (poids moyen de 175 livres);

— La proportion de 2 0/0 représentant, très approximativement, la condition actuelle des porcs américains vis-à-vis de la trichine;

— Constamment la maladie a suivi l'ingestion de viandes de porc crues, ou imparfaitement cuites.

— Les décès par trichinose ont frappé, dans la majorité des cas, des personnes de nationalité allemande, ayant apporté au delà des mers leurs dangereuses habitudes d'alimentation par des viandes crues;

— Les populations autochtones qui consomment le porc à un degré de complète cuisson, restent aussi indemnes de la trichinose que celles de France.

— Création dans les *stock-yards* de Chicago d'un service d'inspection micrographique.

— Organisation, sous le contrôle des *State boards of health*, d'une inspection sévère des viandes malades, ou contaminées.

Cette longue série de constatations impartiales, nous autorisait à nous résumer en ces termes:

« En dernière analyse, au nom des faits scientifiques, au nom de l'économie politique, au nom d'un libre échange, donnant toutes garanties désirables à la santé publique, nous avons l'espoir et la conviction de voir triompher à la Chambre des Députés, et dans les Conseils du Gouvernement, les sages principes qui ont triomphé deux fois déjà dans cette enceinte; et l'Académie de Médecine pourra inscrire sur ses annales, un service de plus rendu à la cause de l'hygiène publique, qui est aussi celle de l'humanité et de la civilisation. »

V

1885. — Les documents recueillis pendant cette année sont peu nombreux, mais ne manquent pas d'une certaine importance.

C'est d'abord, un rapport présenté au Ministre d'État de Washington, M. James Blaine, par le chef du Bureau des statistiques, M. Michael Scaulan. Ses *Investigations* sont en tous points confirmatives de l'enquête de 1883 (MM. Loring, Chandler, Blachford, Curtis et Salmon). C'est en second lieu, une dépêche du Ministre de l'Intérieur du Royaume de Belgique, reconnaissant le bien fondé des deux enquêtes officielles. Ce sont, en troisième lieu, deux lettres documentaires adressées au *Journal d'Hygiène* par le Dr Charles Hewitt, secrétaire du *State board of health* du Minnesota à Red-Wing, et par le Dr Thomas Redding de Newcastle (Indiana). D'après ce savant confrère la proportion des porcs infectés par la trichine peut être évaluée approximativement à 3 0/0 aux États-Unis.

Voici du reste les sages conseils pratiques que donne aux éleveurs M. Redding :

« En résumé, le fait capital sur lequel on ne saurait trop appeler l'attention de l'industrie porcine, c'est qu'une nourriture saine, une eau pure et de bonne qualité, des étables ou parcs aérés et parfaitement tenus et, finalement, la prohibition absolue de toute alimentation animale, peuvent seuls fournir des viandes de porc non infectées, et sans inconvénients aucuns pour la santé publique. Un porc infecté de trichines peut, et doit, contaminer les animaux qui vivent avec lui et autour de lui, pendant une période de temps plus ou moins longue.

» L'Inspection des boucheries, des abattoirs, des maisons d'équarrissage et des *stock-yards*, doit être faite continuellement avec la plus sérieuse rigueur. »

1886. — A l'Académie de Médecine, lors de la discussion sur le rapport du Pr Brouardel, M. Leblanc, le savant

vétérinaire, avait fourni des renseignements très instruc-
tifs sur la grande consommation qui se faisait à Paris des
viandes salées d'Amérique, avant le décret de 1881, et sur
le nombre relativement minime des jambons trouvés
trichinés après l'application des mesures prohibitives.

M. Leblanc nous avait appris aussi, qu'une grande partie
des viandes contaminées étaient réexportée en Angleterre
et dans les Pays-Bas, pendant que d'autres produits ren-
traient en France, par la frontière belge, sous la dénomi-
nation de jambons d'York ou de jambons de Mayence.

Dans un rapport adressé à M. le Préfet de police, M. Villain, chef du Service vétérinaire du département de la
Seine, n'a pas manqué de traiter avec beaucoup de com-
pétence la question au point de vue de l'hygiène et de
l'alimentation publique.

« Depuis 1881, écrit-il, un Service spécial d'inspection
fonctionne à la gare des Batignolles, où chaque semaine
plus de 5,000 échantillons étaient examinés au micro-
scope. »   .

M. Villain, de par sa vaste expérience, estime que le
danger des viandes trichinosées est moindre en France
que dans tous les autres pays, par le fait de nos habitudes
culinaires.

Il rappelle, à ce sujet, que les inspecteurs de la boucherie de Paris ont vu, à la gare des Batignolles, des
employés, des charcutiers, des marchands de salaisons
manger, en leur présence, des viandes salées qu'ils savaient
être trichinosées, sans jamais avoir présenté, dans la suite,
aucun symptôme de maladie (1).

Du reste, les expériences faites par le Service, sur des
rats, des chiens et des chats, nourris pendant quinze jours,
d'une manière continue, avec des échantillons infectés,
n'ont fourni que des résultats négatifs.

____

(1) Les observations particulières qu'il a recueillies, et qu'il a com-
muniquées à l'Académie de médecine, sont des plus précises et des
plus concluantes.

« Nous n'observâmes rien qui fût de nature à nous faire croire que ces bêtes étaient malades. »

1887. — Le rapport du Dr C. W. Glaizer, qui figure dans le 13e rapport annuel du *State board of health* du Michigan, sous ce titre : *La trichine et la trichinose*, constitue, sans conteste, la monographie la plus complète qui ait été publiée sur la matière, aussi bien en Europe qu'aux États-Unis.

Au point de vue de l'histoire naturelle, de nombreux dessins intercalés dans le texte, permettent de suivre les évolutions successives du parasite, et ses divers états dans l'organisme humain.

La découverte de la *Trichina spiralis* comprend deux périodes : l'une anglaise de 1832 à 1835 (Peacock, Rich. Owen, sir James Paget, Farre); l'autre allemande de 1838 à 1860 (Zenker, Cobbold, Leuckart, Virchow, etc.).

Aux États-Unis, c'est le Pr Leidy, de Philadelphie, qui a le premier rencontré la trichine dans le tissu musculaire du porc (1846).

La partie historique s'appuie sur des documents officiels recueillis dans les diverses contrées des deux mondes, et passe en revue les statistiques qui visent la production, la consommation, les épidémies et endémies, la morbidité et la mortalité.

En abordant le côté économique et commercial de la question, M. Glaizer examine et critique, avec beaucoup de courtoisie, les appréhensions et préoccupations des nations étrangères, et passe en revue les nombreuses et sages mesures prises aux États-Unis par l'Association nationale des producteurs de l'Ouest, pour donner les plus amples satisfactions au commerce international des viandes de porc américaines.

1888-89. — Les épidémies partielles de trichinose observées en Allemagne, au cours de ces deux années, reconnaissent pour origine l'usage de viande de porc crue, ou très insuffisamment cuite.

Malgré le désir manifeste de la majorité des Inspecteurs micrographes officiels pour incriminer les porcs d'importation américaine, c'est sans cesse à l'infection de porcs autochtones qu'il faut arriver pour justifier l'étiologie de la maladie.

Il nous paraît inutile de rapporter les cas d'infection par viandes malsaines, ayant occasionné des désordres gastro-entériques graves jusqu'à l'empoisonnement, et qui avaient tout d'abord été attribués à la trichinose.

La petite épidémie de Middelbourg (Pays-Bas) avait été provoquée par une vache abattue à la suite d'une fièvre septique. Quant à l'épidémie de Besford (Nottingham), qui avait atteint 80 personnes dans 22 familles, elle fut due, d'après l'enquête du Dr Spears, du *Local Government Board*, à l'ingestion de viande de porc ayant subi un commencement d'altération ; le porc qui l'avait fourni ayant été reconnu parfaitement sain.

VI

La dépêche de M. Whitelaw Reid, modèle de finesse, de courtoisie, de discussion diplomatique, basée sur le bon sens pratique, et sur la précision des faits, a retenti comme un cri d'alarme aussi bien dans les sphères officielles, que parmi les hygiénistes qui se préoccupent, avant tout, des besoins des classes peu fortunées de la population parisienne.

M. Reid démontre, chiffres officiels en main, que pour ces neuf années de prohibition (1881-1890), les droits qui auraient été perçus sur les viandes salées d'Amérique (en établissant le calcul sur les droits anciens) se seraient élevés à plus de douze millions de francs ; aux taux actuels des droits cette perte représenterait la somme respectable de 36 millions, que les États-Unis auraient payés aux douanes françaises.

« Mais, si élevée que soit cette somme, ajoute-t-il, elle

semble représenter la partie la plus faible de votre perte réelle, car, en outre :

» Vous avez privé de fret les steamers français d'une excellente ligne ;

» Vous avez privé vos épiciers et marchands des campagnes, dans toute la France, d'un article de commerce utile ;

» Et, par-dessus tout, vous avez privé votre population, particulièrement celle des classes laborieuses, d'un article de nourriture bon marché, très apprécié et largement employé, qu'il ne vous a pas été possible de remplacer complètement.

» La statistique de vos importations et la cote régulière de vos prix à l'intérieur, montrent que ce que vous avez exclu, venant de chez nous, n'a pas été remplacé d'un autre côté. Assurément, l'abondance pour les classes laborieuses d'une nourriture bon marché, et saine, est d'une importance essentielle pour le bien-être du peuple, pour l'accroissement de son énergie productrice en concurrence avec des voisins et des contrées rivales, ainsi que pour le développement de la prospérité nationale. »

Ces faits, ces constatations, ces calculs, constituent en réalité une page d'histoire contemporaine qui ne manquera pas de dérouter l'esprit des générations futures : et nous voudrions bien savoir comment nos profonds politiques, et nos inconscients protectionnistes, pourraient réfuter ces paragraphes de l'argumentation de la dépêche à M. Ribot ?

» Il est à désirer, en tout cas, que les faits et les considérations présentées ici suffisent pour convaincre Votre Excellence, que le rappel prochain du décret en question serait à la fois un acte d'amitié, de devoir et de politique. En commençant, je me suis hasardé à expliquer que notre population, à son point de vue, considérait la mesure de prohibition comme peu amicale et injuste ; voulez-vous me permettre de donner une raison qui me fait penser qu'à votre point de vue même cette mesure est maladroite?

» Pour citer un exemple entre plusieurs, vous avez un produit qui est bien plus important pour la France que le porc ne l'est pour les États-Unis. Nous l'importons en plus grande quantité que vous n'avez jamais importé notre porc. Personne aux États-Unis ne dit que notre porc est malade, tandis que vos hommes publics ont, maintes et maintes fois, admis la sophistication des vins français.

» ... Si vivement que nous ressentions que votre décret est d'une nature injustifiable, nous sommes très anxieux d'éviter même la suggestion de la possibilité des représailles. »

VII

Au terme de cette longue étude qui relate, année par année, l'historique très fidèle de la question des viandes de porc américaines — et que nous avons entreprise dans l'espoir de mieux éclairer la religion du Gouvernement, de l'Administration supérieure, et du Parlement, — nous serait-il permis de féliciter tous nos chers collaborateurs de la Rédaction, pour avoir défendu constamment, et avec énergie, la cause de l'hygiène qui était, dans l'espèce, celle de la grande masse de la population française!

S'il ne nous appartient pas d'apprécier les raisons d'ordre administratif, économique et politique, en planant au-dessus des considérations dont elles s'inspirent, nous avons pourtant le droit d'invoquer le fatidique *Caveant Consules,* en répétant, après le Ministre des États-Unis, ces paroles qui résument toute la situation du moment:

« Le rappel des décrets de prohibition est un acte de justice trop longtemps différé! »

D^r DE PIETRA SANTA.

IMPRIMERIE CHAIX. — RUE BERGÈRE. 20, PARIS. — 20438-9-90.

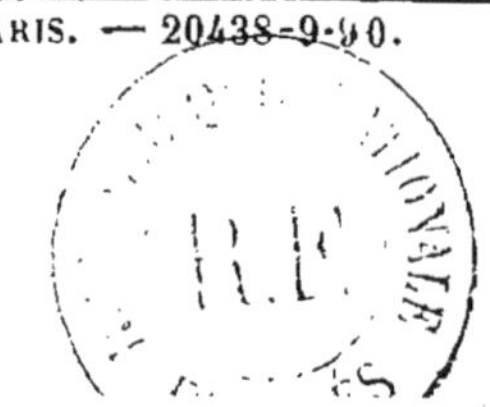

PRINCIPALES PUBLICATIONS DE LA SOCIÉTÉ

(1877-1889)

N° 1. D^r DE PIETRA SANTA. *Société française d'hygiène, sa raison d'être, son but, son avenir*; broch. in-8°, 1877.

N° 5. ASSAINISSEMENT DE PARIS. Épuration et utilisation des Eaux d'égout de la ville (Presqu'île de Gennevilliers et forêt de Saint-Germain). Documents divers; broch. in-8°, 1880.

N° 9. ASSAINISSEMENT DE PARIS (Les Odeurs de Paris et les Systèmes des Vidanges); broch. in-8°, 1882.

N° 11. Dr E. MONIN. La propreté de l'individu et de la maison; broch. in-8°, 1884. — 4e édition 1886.

N° 14. HYGIÈNE ET ÉDUCATION DE L'ENFANCE (de la naissance à 12 ans). Réunion des trois brochures publiées après les concours de 1879-1884-1886; vol. in-8°, Paris, 1886.

N° 15. D^r DE PIETRA SANTA. Trichine et Trichinose aux États-Unis; broch. in-8°, 1884.

N° 16. Dr BLAYAC. Une colonie scolaire (vacances de 1887; broch. in-8° avec tableaux, 1887).

N° 18. D^r DE PIETRA SANTA et A. JOLTRAIN. Les stations d'eaux minérales du centre de la France. La caravane hydrologique de septembre 1887. Vol. in-8°, illustré de 6 gravures. Paris 1888.

N° 19. D^r DE PIETRA SANTA et A. JOLTRAIN. Les stations d'eaux minérales et les stations sanitaires de la Suisse et des Vosges. La caravane hydrologique d'août 1888. Vol. in-8°, illustré de 12 gravures. Paris 1889.

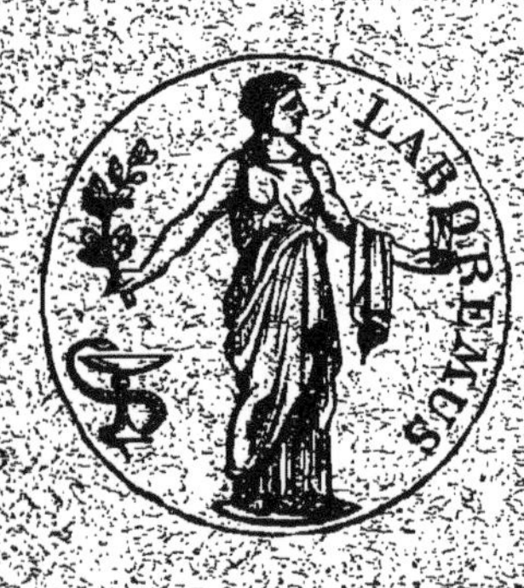

IMPRIMERIE CENTRALE DES CHEMINS DE FER. — IMPRIMERIE CHAIX. — RUE BERGÈRE, 20, PARIS. — 20440-9-90.